CANNABIS THÉRAPEUTIQUE

Les principes fondamentaux de l'usage médical de la marijuana

Par Aaron Hammond

Par Aaron Hammond

Version 2.2

Publié par HMPL Publié à KDP

Apprenez à connaitre votre éditeur et son travail ici:

http://happyhealthygreen.life

Une note personnelle de l'auteur

J'ai toujours été intéressé par le cannabis et les avantages médicaux de la marijuana. L'écriture de ce livre et le partage d'informations sur la substance encore controversée connue sous le nom de «cannabis» ont été un plaisir.

La science est là, et la recherche clinique ne ment pas. Je suis tellement reconnaissant et heureux que vous lisiez ces mots. Moi et les Éditions HMPL sommes dédiées à vous fournir des faits récents, précis et justifiables par plus que de simples mots.

Faisons un changement ensemble et ouvrons nos yeux au pouvoir de la nature. J'ai publié des livres sur les extraits du CBD, de l'huile de chanvre et du cannabis et je vais continuer à vous fournir les meilleures informations et à faciliter votre compréhension.

Dans ce livre, je vais partager des informations sur le cannabis et vous enseigner la mécanique des cannabinoïdes, comment ces petits composés peuvent avoir un impact énorme sur notre corps et fournir de nombreux avantages médicinaux.

Je vais aborder divers sujets importants dans

le monde de la marijuana médicale pour vous informer de ce qui est possible et vous tenir au courant de tout ce qui est devenu un sujet de conversation tout au long de la légalisation de la marijuana.

Nous allons nous concentrer sur des informations détaillées, vous fournir tout ce qu'il faut savoir sur le cannabis, vous serez à la hauteur du sujet grâce à nos livres!

Cordialement,

Aaron Hammond

Droit d'auteur 2017 par Aaron Hammond – tous droits réservés

Table des Matières

Une note personnelle de l'auteur iii

Cannabis: Le pour et le contre 1

Les stigmates de la Marijuana 3

La grande importance du THC 10

À propos du CBD? 13

le CBD et le THC: Comment coexiste-t-il ? 17

Indica, Sativa et Hybrides: Quelle est la
différence? 21

Les souches de Marijuana 24

Les concentrés de Marijuana 29

Qu'est ce que le THC et le CDB peuvent faire
pour notre santé 36

La consommation du Cannabis 41

Le futur du Cannabis 46

Biscuits au beurre d'arachide avec du
¨punch¨ 47

Canna-Butter... 49

Sources utilisées (en anglais) 51

Cannabis: Le pour et le contre

Le cannabis est le nom généralement accepté pour la plante Cannabis sativa L. Cette espèce est également appelée marijuana et est membre de la famille du chanvre. Même si le cannabis et le chanvre sont souvent utilisés indifféremment, ils ne sont pas exactement les mêmes. Le chanvre désigne les variétés de Cannabis sativa L. qui n'ont pas d'effets psychoactifs. En d'autres termes, toutes sortes de plantes de cannabis contenant moins de 1% de THC sont techniquement du chanvre.

Quand il s'agit de différencier le chanvre et la marijuana, il faut pensez dans quel but la plante a été élevée. Lorsque le cannabis est élevé pour des fibres, des usages industriels, des huiles, des onguents ou pour toute autre utilisation qui n'est pas une intoxication, c'est le «chanvre». La «marijuana» est originaire d'un terme d'argot pour les souches de cannabis utilisées pour l'intoxication. Ces souches ont de minuscules "poils" (trichomes) sur les fleurs et les feuilles qui contiennent des composés actifs produisant différents effets dans le corps. Garder ces différences claires peut être source de confusion, alors n'oubliez pas que, dans leurs termes les plus simples, la marijuana provoque une intoxication et le chanvre non. Les deux peuvent être classés comme cannabis.

Les stigmates de la Marijuana

Le public a certainement des opinions mitigées sur le cannabis, en particulier la variété récréative. Alors qu'une grande partie de la population semble être pro-marijuana, il existe une défense majeure contre celle-ci. Aux États-Unis, à partir de 2017, seuls 8 États ont légalisé l'utilisation de la marijuana - la consommation et la cultivation - pour les personnes de 21 ans et plus. En plus de ce type de légalisation dans 8 états, il y a 18 États qui ont décriminalisé la marijuana et 29 états qui permettent l'utilisation médicale. Cependant, il y a encore beaucoup de controverse sur l'usage du cannabis aux États-Unis, en particulier chez les personnes âgées. Lorsque la guerre contre les drogues a débuté il y a plusieurs décennies, cela a suscité beaucoup de sentiments et de positions politiques intenses, que la vieille génération d'aujourd'hui n'a peut-être pas laissé aller. En 1986, le président Reagan a signé la Loi antidrogue, ce qui signifie que les crimes liés à la drogue exigeraient maintenant des peines obligatoires. La possession et la vente de la marijuana sont tombées sous la peine fédérale. Puis, en 1989, le président Bush a relancé la passion du pays contre la drogue avec une nouvelle «Guerre contre la drogue». Son discours a été diffusé sur les télévisions à l'échelle nationale. Les Millennials, d'autre part, ont grandi dans une société qui détient des opinions moins conservatrices sur l'ensemble de la marijuana, ce qui crée un fossé massif entre les jeunes et les personnes âgées. À ce jour, de nombreux conservateurs se disent toujours contre l'usage de la marijuana. Ceux qui l'opposent font tout ce qui est en leur pouvoir pour créer une loi qui criminalise non seulement le cannabis récréatif, mais pose également une stigmatisation sur la marijuana médicale.

Depuis 1970, le cannabis a été répertorié comme médicament de l'annexe 1 aux États-Unis. Les médicaments de l'annexe 1 - qui comprennent l'héroïne, le LSD, l'ecstasy et le peyote - sont définis comme des médicaments "sans utilisation médicale actuellement acceptée et un risque élevé d'abus". Beaucoup de gens ont un problème avec cela, compte tenu de l'attention positive que la marijuana a obtenue dans le domaine médical et dans le monde entier. Au début de l'année 2017, un rapport publié par le National Academies of Sciences, Engineering and Medicine (NASEM) a montré que le cannabis présente de puissants avantages pour la santé, notamment la réduction de la douleur chronique. À l'heure actuelle, c'est la raison la plus populaire pour laquelle la marijuana médicale est demandée par les patients. Pourquoi il est encore classé comme un médicament de l'annexe 1 est difficile à comprendre en fonction de la richesse de la recherche sur ses avantages médicaux, sans parler de la preuve de la toxicité de la marijuana ou de tout risque potentiel de décès (que d'autres médicaments de l'annexe 1 et même de l'alcool ont montré). Il ne présente pas non plus de symptômes d'autres "drogues dures" qui figurent dans la catégorie de l'annexe 1. Les symptômes typiques du tabagisme ou de l'ingestion de marijuana incluent la relaxation et la somnolence ainsi qu'une euphorie «élevée» ou légère. Avec des quantités plus élevées, ces symptômes se développent pour inclure la bouche sèche, la rougeur des yeux, la réduction des capacités motrices et une mémoire à court terme réduite. Cependant, aucun de ces effets n'est permanent. Ce n'est que lorsqu'ils sont lacérés ou mélangés avec des drogues plus dangereuses que la marijuana provoque des symptômes plus intenses. Il est encore moins nocif que l'alcool, une substance qui n'apparaît pas dans les programmes de médicaments. Dans une étude qui a comparé la marijuana et 10 autres médicaments pour son «potentiel de décès» lorsqu'il était utilisé de manière récréative typique, la marijuana était la moins dangereuse. En dépit de ces constatations, et le fait que la plupart des Américains favorisent la marijuana, les pouvoirs publics ont fait peu de progrès pour réduire les restrictions. Cela n'intensifie que la répartition des opinions, car les médicaments de l'annexe 1 font face à d'autres obstacles. Sans la recherche nécessaire pour fournir plus de preuves qu'il offre des avantages médicaux, convaincre le reste du public Américain de l'innocence de la marijuana se révélera très difficile.

D'autres pays à travers le monde ont une vision beaucoup plus positive de la marijuana. Bien que illégale dans plus de pays, d'autres endroits dans le monde ont dépénalisé ou commencé à tolérer l'utilisation de la marijuana. Par exemple, il est légal en Espagne et en Uruguay et décriminalisé aux îles Vierges, en Ukraine, en Suisse, en Slovénie, en Russie, au Portugal, aux Pays-Bas et dans plusieurs autres pays.

Les lois actuelles sur le Cannabis

Les lois concernant la distribution du THC et du CBD sont assez mitigé. Aux États-Unis, il y a beaucoup de confusion chez les législateurs sur les effets de la marijuana. Dans les États où la marijuana médicale a été légalisée, ce n'est généralement que le CBD que les patients peuvent utiliser. Il existe encore une forte opposition au THC en raison de ses propriétés psychoactives. Pour cette raison, il existe encore des législations qui sont contre l'utilisation du CBD parce qu'elles croient qu'elles peuvent contenir des traces de THC (la coupure est de 0,3% de THC ou moins). Même si cela se produirait, ces traces n'auraient que peu d'effet psycho-actif sur les utilisateurs, mais cela montre que les États-Unis continuent de s'accrocher à certains des mêmes points de vue de la guerre contre la drogue.

Parce qu'il existe un tel acharnement sur le côté psychoactif du THC, de nombreuses applications médicales sont arrêtée. Les traitements uniquement pour le CBD ne sont souvent pas aussi efficaces pour de nombreux utilisateurs qu'ils seraient couplés au THC. Ces deux cannabinoïdes travaillent mieux ensemble. Par exemple, les scientifiques de la Californie ont déterminé au cours de leur recherche que le THC et le CBD avaient un effet anti-tumoral plus fort que le CBD seul. La recherche clinique a également montré que les deux molécules ensemble fonctionnent mieux sur les douleurs neuropathiques que l'une ou l'autre seule. Il est regrettable qu'une sensation euphorique douce du THC soit considérée comme un effet secondaire négatif lorsqu'elle contient tant d'avantages pour la santé.

Les législateurs adoptent souvent des lois uniquement liées au CBD, mais rendent presque impossible que quiconque obtienne les médicaments en interdisant le transport du CBD. Donc, même si un patient souffrant d'un trouble admissible (qui, à l'exception de la Floride et de la Géorgie, ne comprend que l'épilepsie et les troubles épileptiques introuvables) trouve un médicament de CBD qui fonctionne pour eux, ils peuvent encore être contraints de commettre une infraction fédérale pour le ramené à la maison. Il existe également un processus de demande pour les patients afin d'obtenir une passe médicale pour acheter le cannabis dont ils ont besoin et, après tout, il ne s'applique que dans l'état où ils sont répertoriés comme un utilisateur médical.

Les chaînes pharmaceutiques de Londres ont travaillés sur un traitement au cannabidiol pour deux formes d'épilepsie très complexes, en particulier chez les enfants. En décembre 2016, ils faisaient des progrès pour le soumettre à la FDA et le lancer dans le commerce. Si la FDA l'accepte, le cannabis devra être classé comme un médicament de l'annexe 1 afin que les patients aux États-Unis obtiennent les prescriptions nécessaires. Mais plus tard, le mois même, le DEA a fait un pas de plus dans la direction opposée; Maintenant tous les extraits (qui comprennent du CBD) sont répertoriés comme un médicament de l'annexe 1. Comme indiqué précédemment, les médicaments de l'annexe 1 sont classés comme n'ayant «aucune utilisation médicale», ce qui n'est pas très évident pour le cannabis, en particulier les huiles de CBD. Dans le monde entier, le CDB est généralement accepté dans les pratiques médicales, mais le cannabis récréatif est toujours confronté à une délibération.

La grande importance du THC

Le THC (tétrahydrocannabinol) est un composé chimique, ou cannabinoïde, trouvé dans les plantes de cannabis. Il est considéré comme le composé le plus psychoactif de la marijuana. En termes plus simples, Thorsten Rudroff, Ph.D. Dit: "...THC vous faire sentir défoncé. Plus la concentration de THC est élevé, plus l'effet sera puissant." Les autres symptômes, tels que l'appétit croissant, les sentiments détendus et l'euphorie, sont également causés par le THC.

Ce composé produit ces effets lorsqu'il interagit avec les neurones du cerveau. Ces neurones sont capables de communiquer entre eux par des neurotransmetteurs, des produits chimiques qui délivrent des messages d'un neurone à un autre en les traversant et en se fixant aux molécules réceptrices. C'est ainsi que le cerveau communique dans tout le corps. Il existe un neurotransmetteur particulier appelé endocannabinoïde. Celui-ci est important car il est très semblable aux cannabinoïdes de la marijuana, à la fois en apparence et en fonctionnalité. Normalement, les endocannabinoïdes sont libérés lorsque le corps éprouve de la douleur ou du stress, à la fois physique ou émotionnel, et travaille dans le système endocannabinoïde pour soulager la douleur. Les cannabinoïdes dans la marijuana, tels que le THC, se faufile dans ce système et s'attache aux récepteurs cannabinoïdes.

Il existe deux types connus de récepteurs cannabinoïdes: CB1 et CB2. Les récepteurs CB1 se trouvent dans le domaine de l'apprentissage, de la mémoire, de l'anxiété, de la douleur et du mouvement du cerveau. Lorsque les cannabinoïdes trouvent leur chemin vers ces récepteurs, ils éliminent les fonctions régulières du système endocannabinoïde, celui qui soulage la douleur. Parce que le système est éliminé de son cours régulier, les effets de la marijuana peuvent varier considérablement, de ressentir un soulagement du stress, à la maladresse et une croissance accrue de l'appétit.

Essentiellement, le THC augmente le niveau de dopamine dans le cerveau. La dopamine est un neurotransmetteur qui fonctionne dans le centre de récompense et de plaisir du cerveau. Cela fonctionne en partie pour aider le cerveau à reconnaître les «récompenses» et à les chercher. Lorsque le THC rencontre un récepteur CB1 et interagit avec lui, le calcium est libéré du neurone, ce qui l'empêche de fonctionner. Lorsque ce neurone ne fonctionne pas, il ne peut pas libérer sa molécule inhibitrice. Ces molécules inhibitrices régularisent la quantité de dopamine dans le cerveau. En d'autres termes, le THC interagissant avec les récepteurs CB, conduit à des niveaux excessifs de dopamine et à des sens accrus. C'est ce qu'on appelle un "high".

À propos du CBD?

Le cannabidiol, ou CBD, est un autre composé actif trouvé dans la marijuana. Il est généralement mentionné avec le THC comme une sorte de duo dynamique. Le CBD est connue pour avoir des effets plus sédatifs et a été la principale source de recherche médicale. Parce qu'ont à découvert qu'il a des avantages sur le traitement de l'épilepsie et d'autres troubles neurologiques. De plus en plus de recherches ont été faites pour examiner ses effets sur le cerveau. Le CBD est unique en ce qui concerne ses utilisations médicales, car il peut affecter un grand nombre de récepteurs du cerveau et du corps, plus que seulement les récepteurs cannabinoïdes.

Pour savoir pourquoi la polyvalence du CBD est importante, le but des récepteurs doit être compris. Dans le cerveau, les neurones sont reliés par des structures connues sous le nom de synapses. Dans ces structures, les neurones communiquent entre eux en envoyant des neurotransmetteurs ou des messages chimiques. Pour recevoir correctement un message à travers un neurotransmetteur, un neurone doit avoir un récepteur qui lui convient. Lorsque les neurotransmetteurs peuvent s'adapter ou s'associer à un de ces récepteurs, le neurone est capable d'interagir directement avec le messager. Les neurones contiennent divers récepteurs différents pour les neurotransmetteurs. Étant donné que le CBD peut affecter tant de récepteurs différents, elle a la capacité d'interagir avec toutes sortes de messages que le cerveau envoie.

Les recherches les plus récentes ont classé le CBD comme un modulateur allostérique négatif du récepteur CB1. (Le récepteur CB1 est ce que le THC interagit avec pour créer des niveaux excessifs de dopamine et l'effet euphorique), ce qui signifie que le CBD peut se lier au même récepteur dans un endroit différent, et quand il se lie au même moment que lorsque le THC rencontre le récepteur, le neurone affecté obtient un signal plus faible. Comme indiqué précédemment, le THC affecte le neurone pour arrêter de réguler les niveaux de dopamine. Lorsque les deux cannabinoïdes réagissent sur le même récepteur, l'effet est très différent du THC seul. Ainsi, le CBD est devenu connu pour sa capacité à contrer les effets psychoactifs puissant du THC.

Le CBD et ses avantages médicaux proviennent de son effet sur d'autres récepteurs du cerveau. Il fournit un effet thérapeutique lorsqu'il interagit avec le récepteur TRPV-1. C'est aussi le «récepteur vanilloïde», qui porte le nom du haricot vanillé qui contient une huile essentielle avec des propriétés analgésiques et antiseptiques (soulagement de la douleur et capacité à réduire la probabilité d'infection). Lorsque le CBD se lie avec ce récepteur, il agit comme stimulant pour activer ses capacités pour réguler la douleur, l'inflammation et la température corporelle. C'est pourquoi le cannabis avec des niveaux élevés de CBD fonctionne pour traiter la douleur neuropathique.

À des concentrations plus élevées, le CBD peut également activer le récepteur de sérotonine 5-HT1A. Ce récepteur est directement impliqué dans les processus biologiques liés à l'anxiété, au sommeil, à la douleur, à l'appétit et plus encore. Lorsque le CBD interagit avec 5-HT1A, il ralentit sa signalisation et, à son tour, finit par fournir un effet antidépresseur. En outre, les propriétés anti-anxiété du CBD sont dues à son rôle sur le récepteur de l'adénosine dans le cerveau. Ces récepteurs régulent les fonctions cardiovasculaires et ont des effets anti-inflammatoires.

Il existe d'autres façons dont le CBD exerce des effets anticancéreux. Sur le noyau de chaque cellule, il existe des PPAR (récepteurs activés par un proliférateur de peroxysome) qui régulent la maintenance de l'énergie, les fonctions métaboliques et spécifiquement la prolifération des cellules. Lorsque les PPAR sont activés, en particulier le récepteur PPAR-gamma, la prolifération est inhibée. Autrement dit, les cellules cancéreuses sont ralenties.

Bien qu'il active ces récepteurs, le CBD fournit également des avantages médicinaux en désactivant le récepteur GPR55. Il est impliqué dans la régulation de la pression artérielle, de la densité osseuse et de divers autres procédés. Lorsqu'il est activé, GPR55 favorise la propagation des cellules cancéreuses. Les recherches réalisées à l'Académie chinoise des sciences à Shanghai ont montré que ce récepteur était exprimé sous plusieurs formes de cancer. Parce que le CBD désactive ce récepteur et bloque sa signalisation, on pense qu'il empêche la prolifération de cellules cancéreuses.

le CBD et le THC: Comment coexiste-t-il ?

De toute évidence, le CBD et le THC sont des cannabinoïdes très différents. Pour résumer, la plus grande différence entre les deux est que le THC est psychoactif et le CBD n'est pas. Ils travaillent tous deux dans le système endocannabinoïde du corps, mais le CBD interagit principalement avec le système immunitaire et le THC provoque principalement des réactions dans le système nerveux. Parce que les deux composés activent différents récepteurs dans le cerveau et le système nerveux, ils initient différents symptômes dans le corps. Selon un article du British Journal of Pharmacology, le THC est un agoniste des récepteurs CB1 et CB2, tandis que le CBD reste un antagoniste des mêmes récepteurs, provoquant ainsi une réponse physiologique différente. Parce qu'il n'interagit pas directement avec les récepteurs cannabinoïdes, il n'a pas les effets psychoactifs que le THC.

Le CBD est connu pour combattre certains des effets du THC. Au lieu de réagir directement avec les récepteurs cannabinoïdes de la manière dont le THC le fait, le CBD travaille à arrêter l'enzyme qui métabolise l'anandamide, un cannabinoïde naturel trouvé dans le corps. À son tour, la libération de dopamine et les effets qui l'accompagnent sont bloqués. Le CBD favorise également la libération d'un autre cannabinoïde dans le corps qui active les mêmes récepteurs CB1 et CB2. Ce que tout cela signifie, c'est que le CBD et le THC ont des propriétés pharmacologiques similaires, mais l'un d'eux fonctionne sans causer d'effet euphorique.

Les chercheurs ont noté ces détails et beaucoup pensent que le CDB peut réellement aider à contrer les effets intoxifiquant du THC et d'autres symptômes psychotiques. Une étude récente du World Journal of Biological Psychiatry souligne que des études à plus grande échelle doivent être faites avant de tirer des conclusions, mais il existe des preuves que le CBD possède plusieurs propriétés positive sur la santé, y compris en tant qu'antioxydant et antipsychotique. Bien que le CBD ne soit pas connu pour ses effets euphoriques, le cannabis avec le THC et le CBD ensemble reste bel et bien psychoactif.

Les autres composants de la Marijuana

Bien qu'ils reçoivent le plus d'attention, le THC et le CBD ne sont pas les seuls éléments actifs de la marijuana. Il y a plus de 80 cannabinoïdes actifs trouvés dans la marijuana, mais il y en a plusieurs à noter. Le cannabinol, ou CBN, est un produit d'oxydation du THC. De tous les cannabinoïdes connus, le CBN a les effets sédatifs les plus forts. Naturellement, c'est génial pour traiter l'insomnie. CBG (cannabigerol) est un autre cannabinoïde important. Bien que celui-ci n'ait pas les effets intoxiquant du THC, on dit qu'il s'agit d'une partie cruciale de l'ensemble du cycle psychoactif. Le CBC (cannabichromène) est similaire, mais surtout important pour réduire l'anxiété et le stress.

En plus des cannabinoïdes, il existe des composants actifs appelés terpènes. Ce sont des "saveurs" qui ont un impact sur les effets euphorisants. Il existe cinq terpènes qui influencent toutes les souches de cannabis à différents niveaux: myrcène, limonène, pinène, linalool et terpinolène. Le myrcène a l'un des plus grands effets, tout en offrant des notes d'arômes de menthe, tropical et de terre. Le limonène est souvent recherché dans les souches car il permet à plus de THC d'atteindre le cerveau et ajoute des notes d'agrumes très agréables. Pinène a des saveurs de pin, de romarin et de sauge dans les souches dans lesquelles il est plus concentré et favorise une mémoire et une vigilance accrues. Linalool délivre un parfum floral qui rappelle la lavande, et lorsqu'il est combiné avec du terpinolène ou du limonène, il peut être doux comme des bonbons. Le terpinolène peut donc être doux et avec des notes d'agrumes, mais surtout il délivre un arôme frais, boisé et à base de plantes.

Indica, Sativa et Hybrides: Quelle est la différence?

Bien qu'il existe d'innombrables souches de cannabis, il existe plusieurs catégories importantes à connaître: indica, sativa et hybride. La plupart des souches de marijuana peuvent être regroupées dans l'une de ces trois classifications et chacune possède son propre ensemble de propriétés. Lorsque vous magasiner un certain effet ou une saveur, il existe un moyen de distinguer indica de sativa simplement par l'apparence. Les plantes sativas pures deviennent plus grandes avec des feuilles plus minces et des bourgeons plus petits. En général, sativa provient de l'Asie du Sud, de l'Inde, des régions d'Afrique, de l'Indochine et du Nord-Est de l'Inde; Les plantes poussent mieux dans des climats chauds et humides. D'autre part, indica se transforme en une plante beaucoup plus courte et plus large avec des feuilles plus grandes et plus fanées et des bourgeons plus denses. Ils prospèrent dans des climats plus secs en Asie centrale et australe, en particulier au Pakistan, en Afghanistan et en Inde. Ces plantes peuvent également produire des teintes de rouges et bleues uniques lorsqu'elles sont exposées au froid, ce qui peut être une autre manière de déterminer la souche.

En plus de leurs apparences physiques, les souches indica et sativa sont connues pour leurs différents effets. En un mot, on sait que l'on a plus d'effets apaisants et sédatifs et un effet euphorisant complet avec l'indica. Parfois, cela est appelé "couch-lock" par des utilisateurs fréquents. Sativa tend à être mieux pour ceux qui souhaitent conserver leur énergie, et son effet euphorique est principalement cérébral. C'est une souche idéale pour la créativité. Selon un sondage sur Leafly. com, les utilisateurs ont évalué leurs expériences entre une souche indica "Bubba Kush" et une sativa "Sour Diesel". Bubba Kush a laissé les utilisateurs se sentir principalement détendus, heureux et endormis. Sour Diesel avait des effets différents; Les 3 meilleures expériences ont été à la fois relaxante, euphoriques et exaltées.

À des fins médicales, les deux souches peuvent être utiles. Pour la fatigue ou la dépression, les souches sativas sont plus populaires. Il peut également être utile avec le ADD ou troubles de l'humeur. Une souche d'indica est plus relaxante et généralement meilleure pour la douleur ou l'insomnie.

En ce qui concerne le THC et le contenu du

CBD, une réponse trop simplifiée est que l'indica présente un ratio THC: CBD plus élevé et sativa revendique un ratio CBD: THC plus élevé. Cette explication est basée sur une théorie de LeafScience.com selon laquelle les plantes riches en THC ont des gènes codant pour l'enzyme THCA synthase. Cette enzyme induit une réaction chimique qui crée THCA, qui deviendra THC lorsqu'elle sera exposée à la chaleur. Les plantes avec cette qualité sont généralement de la souche indica. Cependant, ce n'est qu'une théorie. Ce n'est pas si simple. Quand il en résulte, le cannabis fumable en général contiendra des niveaux élevés de THC. Ce qui provoque les effets variables entre indica, sativa et hybrides dépend en grande partie des types de terpènes (huiles parfumées qui se trouvent dans les plantes et les herbes, y compris le cannabis) et les concentrations de ceux-ci.

Les hybrides sont, naturellement, des combinaisons de souches. En d'autres termes, les hybrides peuvent être dominés par le côté indica ou sativa ou être un équilibre des deux. Lorsque les producteurs mélangent la génétique de régions différentes, un hybride est né. Ceux-ci peuvent être extrêmement utiles pour ceux qui recherchent des avantages spécifiques, comme un effet euphorisant créatif qui détend le corps suffisamment pour soulager la douleur.

Les souches de Marijuana

L'élevage du cannabis n'est pas une idée nouvelle, car les humains ont commencé à changer la plante en fonction des besoins en constante évolution. La popularité de l'élevage du cannabis "personnalisé" a augmenté exponentiellement à l'ère moderne pour plusieurs raisons. Depuis l'interdiction de la marijuana, le cannabis est reproduit pour des périodes de floraison plus courtes, des puissances plus élevées, des rendements plus élevés. C'était un objectif pour vendre avec succès de la marijuana sur le marché noir. Au fil du temps, l'industrie du cannabis récréatif a prospéré et les producteurs ont profité des nouvelles technologies et des demandes des clients pour devenir créatifs avec leurs souches.

Cette communauté pro-marijuana s'est réunie -malgré les lois et la stigmatisation- en grande partie dans les forums en ligne. High Times et Leafly sont des exemples de sites Web populaires où les utilisateurs peuvent rencontrer d'autres personnes avec des opinions similaires, acquérir des connaissances et se tenir au courant des dernières nouvelles du cannabis. La Cannabis Cup est une autre opportunité pour l'industrie récréative de grandir; Cannabis Cup est une foire commerciale de près de trente ans en pratique qui présente les derniers développements de toute la marijuana. En raison de cette communauté toujours croissante, les producteurs ont l'opportunité de répondre aux besoins et aux désirs de leurs consommateurs dans leurs différentes sortes d'herbes.

Différentes souches sont élevées à diverses fins; Ils varient selon l'arôme, la saveur, la puissance, le but médical, les effets secondaires, etc. Ils sont généralement nommées en fonction des cultivateurs et / ou de l'odeur, de la couleur ou de la saveur de la souche. Bien qu'il existe d'innombrables variétés cannabis, il existe plusieurs façons de les regrouper. Le moyen le plus simple de différencier les groupes de souches est avec ces trois classifications: indica, sativa et hybride. Comme indiqué précédemment, les souches indicas ont généralement un effet sédatif, tandis que les sativas sont généralement meilleures pour une énergie et une vigilance accrue. Les hybrides peuvent être un mélange des deux. Comme la marijuana est devenue de plus en plus tabou, les producteurs ont commencé à détourner leur attention des tendances de reproduction pour la puissance et de rendements plus élevés et pour cultiver de nouveaux goûts et du contenu terpénoïde. C'est devenu un art.

Bien que le nombre de contraintes existantes soit impossible à compter car il y a de nouvelles souches développées en permanence, certains se sont distingués pour les consommateurs. En 2015, les tendances suivantes sont classées parmi les plus populaires:

- ➢ Gorilla Glue #4

- ➢ Critical Kush

- ➢ Candyland

- ➢ ACDC

- ➢ Bubblegum Kush

- ➢ Sunset Sherbet

- ➢ Tangie

- ➢ Jedi Kush

- ➢ Animal Cookies

- ➢ OG #18

Le numéro un, Gorilla Glue # 4, a enregistré une augmentation de 906% des notes et des critiques des utilisateurs. Ce mélange unique offre aux utilisateurs un haut niveau de relaxation extrêmement euphorique. Son arôme est puissant, terreux, et donne définitivement la vérité au stéréotype des odeurs de cannabis. Critical Kush est une souche indica qui est née du mélange OG Kush et Critical Mass, deux souches déjà populaires. Il est élevé en THC mais vient avec un profil de CBD qui équilibre les effets pour fournir un effet semblable à un «massage lent», selon un utilisateur. Candyland a obtenu son nom de sa saveur unique et douce, et ses bourgeons sont de couleur bleu, vert, blanc et violet. Non seulement il est beau à regarder, mais ses effets sont très agréables, à la fois éveillant et apaisants. ACDC est 4ème sur la liste et la première souche de CBD élevée dans cette collection. Celui-ci a été jugé idéal pour les patients médicaux, car il fournit un puissant effet qui chasse la douleur sans effets cérébraux ou aucun trouble. Il délivre également des notes citronnée, une propriété unique de nombreuses souches de CBD élevées et ont un parfum herbeux qui peut être désagréable pour de nombreux utilisateurs.

Cette nouvelle approche de l'élevage de plantes de marijuana a certainement aidé à ouvrir la voie à d'autres souches de marijuana médicale. Selon le traitement souhaité, les producteurs peuvent évaluer différentes souches et leurs avantages, puis travailler à les combiner pour obtenir les souches thérapeutiques les plus puissantes. Ceux qui bénéficient de la marijuana médicale peuvent utiliser une combinaison de souches. Étant donné que les sativas induisent une alerte plus vigoureuse, une forte énergie avec une créativité accrue, un patient souffrant de fatigue ou de dépression bénéficiera de l'utilisation de cette souche pendant la journée. Cependant, ce ne serait pas le meilleur choix pour ce patient pendant la nuit. Les souches Indica viennent à ce moment-là, offrant un effet sédatif complet et offrant un sommeil plus reposant. Pour les personnes atteintes d'anxiété, indica peut être le meilleur pendant la journée. Les hybrides peuvent offrir le meilleur des deux. Un hybride populaire est Blue Dream, qui est sativa-dominant. Ses influences sativas signifient qu'il fournit un effet euphorisant élevé, mais lorsqu'il est équilibré avec une souche indica, il donne l'effet euphorique tout en conservant les effets cérébraux. C'est un exemple parfait d'une souche pour les patients souffrant de douleurs, de dépression ou de nausée. Ces affections nécessitent une souche de THC élevée, ce qui peut entraîner des effets secondaires qui rendent difficile la journée. Blue Dream soulage la douleur et la nausée tout en permettant aux patients d'être productifs et alertes.

Les concentrés de Marijuana

Quand il s'agit de consommer de la marijuana, la plupart des gens ont une certaine image qui vient à l'esprit. Il est très probable qu'il s'agisse d'un joint ou d'une pipe pour fumer. Certains peuvent penser aux brownies au pot. Mais il y a tellement plus à la marijuana. Les utilisateurs plus expérimentés ont dépassé le monde des concentrés de cannabis: haschich, huiles, skuff, colophane et autres variantes. Ces concentrés sont souvent préférés parce qu'ils sont plus puissants. Cela peut convenir à la fois aux utilisateurs récréatifs et au patient médical; Un cannabis plus puissant, sous la forme d'un concentré, entraînera des avantages médicaux plus élevés ou plus importants avec des quantités plus faibles.

L'utilisation de concentrés de cannabis n'est pas une idée nouvelle. Le haschich, en particulier, a été cultivé pendant des milliers d'années. Le haschich est une fleur de cannabis qui a eu son matériel végétal et ses trichomes résineux séparés mécaniquement. Il existe plusieurs façons d'aborder ce processus de séparation. Le «tamisage à sec» est une méthode où la fleur est séparée à la main par des tamis ou des gobelets. La méthode est comparable à égrainer la marijuana avant de l'emballer. La poudre fine résultante, ou "skuff", est ensuite pressée dans un hachoir à l'aide de chaleur. La «séparation à l'eau glacée» (qui donne lieu à un «agent de glaciation», qui a un contenu de THC très élevé) est une autre façon de faire du haschich. L'idée est que, grâce à l'agitation et à l'eau glacée, les morceaux plus résineux de la fleur de cannabis se dissolvent au fond et les excès de parties inactives de la plante resteront flottant vers le haut. Le haschich produit par le glaçage est une forme très pure et ne contiendra aucun résidu de solvant.

Le haschich est vérifié pour la qualité de plusieurs façons. Tout d'abord, la couleur est importante. Dans une méthode de criblage à sec, le skuff résultant aura une couleur plus dorée si elle est plus pure. Quand il est vert, cela signifie qu'il y a encore une contamination par le matériel végétal. La brique résultante de haschich devrait avoir une surface sombre et brillante qui montre que les trichomes actifs ont fondu ensemble. Le hash devrait s'allumer facilement et dégager une odeur pure. Toute odeur chimique est un mauvais signe. Il devrait également laisser une cendre blanche, ce qui indique la pureté. Pour le hash roulé à la main, il devrait être doux et collant à l'intérieur lorsque la brique est cassée.

Shatter, budder et oil sont des termes qui peuvent être inconnus pour certains. Shatter, le plus puissant, est une forme de concentré de cannabis qui ressemble à l'arachide, fragile en apparence; Il devrait avoir une finition lisse et claire. L'huile ressemble au miel en apparence. Elle peut être difficile à travailler en raison de sa consistance collante. Budder est plus crémeux, ressemblant au mélange de sucre et de beurre fouetté ensemble. Chacun de ces concentrés peut être utilisé avec les mêmes dispositifs, tels que les vapoteurs, mais il existe différents avantages pour chacun. Bien que le Shatter soit le plus puissant à potentiellement 80% de THC, il peut manquer de terpène qui donne à la marijuana ordinaire son goût et son arôme. Budder est généralement d'environ 70% de THC, mais conserve encore certains des terpènes et est plus savoureux. L'huile est la plus savoureuse et la moins puissante.

Rosin et BHO sont deux autres termes à prendre en compte. BHO, ou "huile de butane au hash", est un concentré de cannabis extrait en utilisant du butane comme solvant. Les morceaux, les déchets et les huiles peuvent tous être classés comme des formes de BHO. La résine, d'autre part, ne nécessite pas le solvant du butane. C'est un concentré qui peut être fabriqué sans solvants. Tout ce qui est nécessaire est la chaleur et la pression pour retirer l'huile résineuse des fleurs ou des bourgeons. C'est un processus si simple que l'on peut même le faire à la maison avec de la chaleur à partir d'un redresseur de cheveux standard. La colophane ressemble beaucoup à d'autres formes de concentrés, comme le shatter, mais il est préféré parce qu'il y a moins de solvants résiduels que d'autres formes d'extrait de cannabis ont dû à leurs processus d'extraction.

Ou les trouvés

Les dispensaires légaux vendent la plupart de leurs produits de marijuana, même en applications topiques, contenant à la fois du THC et du CBD. Cependant, les lois contradictoires et confuses rendent difficile pour les utilisateurs de savoir ce qu'ils peuvent ou ne peuvent pas acheter, faire pousser ou distribuer.

L'état du Colorado demeure l'épithète de l'acceptation de la marijuana. La loi stipule que les adultes de 21 ans et plus peuvent posséder jusqu'à une once de marijuana et la consommer légalement. Vous n'avez pas à être un résident du Colorado pour acheter et utiliser dans les limites de cet état. Mais il est important de noter que, lors de l'achat, il existe des lignes directrices pour savoir combien vous pouvez mélanger et combiner entre les fleurs et les concentrés. Bien qu'il soit légitime d'en consommer, il y a encore une discrétion implicite. En d'autres termes, la consommation en pleine rue n'est généralement pas acceptée. C'est similaire aux lois sur les conteneurs ouverts avec de l'alcool. Il existe également une réglementation sur la conduite sous l'influence de THC.

Amsterdam à une opinion très ouverte sur l'utilisation du cannabis depuis des années. Alors que les drogues récréatives sont encore techniquement illégales ici, les drogues douces (comme le cannabis et le haschisch) ont été sévèrement dépénalisées. Les perspectives générales protègent la santé et la sécurité des résidents néerlandais. Il existe une opinion beaucoup plus logique sur la marijuana. Les cafés qui permettent l'achat et l'utilisation ouverte du cannabis et d'autres médicaments doux sont généralement laissés seuls s'ils ne causent pas de perturbations. Les lois néerlandaises visent beaucoup plus sévèrement le trafic de drogues récréatives. L'Espagne utilise également l'idée de «Cannabis Clubs», où les utilisateurs peuvent fumer ouvertement et participer à l'utilisation du cannabis, et la consommation publique est également décriminalisée, bien qu'il existe encore des amendes et d'autres lois standard pour réglementer cela.

Dans des États comme l'Arizona où la marijuana médicale est légalisée, les patients doivent toujours postuler pour avoir une carte médicale. Pour acheter de la marijuana médicale, un patient doit avoir au moins 18 ans et avoir au moins une des conditions figurant sur la liste approuvée (en Arizona, les maladies comprennent le cancer, le glaucome, l'hépatite C et la maladie de Crohn), trouver et planifier un rendez-vous avec un médecin spécialisé en marijuana médicale, puis soumettre la demande et attendre la carte. Une fois approuvés, les patients peuvent s'adresser à des dispensaires agréés par l'état pour leurs produits de cannabis.

L'achat dans les dispensaires n'est pas aussi simple que de marcher dans une épicerie et d'en sortir. Comme le montre une tournée des dispensaires sur la chaîne YouTube, Weedmaps, il existe un processus d'admission pour les patients dans certains dispensaires. Cette vidéo a particulièrement mis en évidence les aidants naturels de South Coast à Santa Ana, en Californie. Des documents médicaux sont nécessaires avant de remplir les documents supplémentaires qui sont spécifiques à ce dispensaire. Il y a une salle d'attente que les patients doivent traverser avant d'être laissés dans la salle de produits principaux, où les bénévoles aident à trouver les bonnes souches et les outils pour chaque client.

Il y a définitivement eu des améliorations dans

l'élimination du tabou sur le cannabis, mais il reste encore beaucoup à faire.

Qu'est ce que le THC et le CDB peuvent faire pour notre santé

THC

De nombreuses études ont été menées pour approfondir les avantages médicaux du THC. Des preuves ont montré que les personnes souffrant de douleurs chroniques, de nausées, de manque d'appétit et de stress ont grandement profité des effets du THC. Ce cannabinoïde permet d'alléger la douleur en activant des voies dans le système nerveux central qui bloquent les signaux de la douleur. Plus précisément, il a été montré d'aider à réduire la douleur nerveuse. Une étude menée sur des patients atteints de douleur neuropathique, avec peu ou pas d'aide d'autres traitements, a montré qu'ils avaient un soulagement avec de faibles doses de cannabis. Cela peut aussi aider au stress et à l'anxiété lorsqu'il interagit avec l'amygdale dans le cerveau. L'amygdale régit les réponses émotionnelles, telles que la peur et l'anxiété. Le THC peut changer cette réponse pour le mieux. En particulier, chez les personnes qui ont une pénurie d'endocannabinoïdes (neurotransmetteurs qui soulagent la douleur) en raison de traumatismes passés ou d'excès de stress, le THC peut reconstituer ces quantités et fournir un soulagement thérapeutique. Bien que parfois, le THC puisse surestimer l'amygdale et provoquer des sentiments de paranoïa ou d'anxiété accrue, cela ne se produit généralement que lorsqu'il existe une variété d'autres facteurs: consommer des quantités excessivement élevées de THC, être dans un environnement inconnu ou en mélangeant d'autres drogues ou alcool avec de la marijuana . Lorsqu'il est consommé sans ces facteurs, il existe un risque extrêmement faible d'effets négatifs.

Le THC et le CBD sont utilisés dans des applications médicales, mais chacun a des propriétés différentes qui fonctionnent le mieux pour certaines affections. En Bref, le THC a les effets suivants:

➢ Relaxation

➢ Envie de dormir

➢ Augmentation de l'appétit

➢ État très calme

➢ Sensations altérées (vue, odeur, audition)

En raison de ces effets, il s'est avéré efficace de plusieurs façons dans le domaine médical. Cela peut aider à contrer les effets secondaires de la chimiothérapie, réduisant principalement les nausées et favorisant un appétit sain. Dans d'autres maladies où la perte d'appétit est répandue, comme le sida, le THC peut certainement faire une différence. Pour les lésions de la colonne vertébrale, la sclérose en plaques et d'autres troubles musculaires, il est utile pour diminuer les spasmes, les tremblements et pour atténuer la douleur.

CBD

L'huile de CBD fait spécifiquement l'objet de nombreuses études médicales. Projet CBD est un site Web et un organisme à but non lucratif qui consacre son temps à promouvoir une prise de conscience saine des avantages médicaux réels du cannabidiol. Ce qui est génial pour le cannabidiol, c'est qu'il est extrêmement sûr. Une étude publiée sur PubMed a révélé que le cannabidiol n'est pas toxique et est une cellule non transformée. Les études montrent également que cela ne modifie pas les fonctions psychomotrices ou psychologiques. De plus, une utilisation chronique et des doses élevées (jusqu'à 1 500 mg / jour) ont été facilement tolérées par les humains.

Le CBD a les effets suivants:

➢ Soulagement de l'anxiété

➢ Diminution de l'inflammation

➢ Contre les symptômes psychotiques

➢ Soulagement de la nausée

Le CBD peut aider à traiter de nombreux problèmes similaires que le THC peut, y compris les effets secondaires négatifs qui accompagnent la chimiothérapie. Il peut également soutenir un appétit sain et supprimer les vomissements et les nausées. D'autre part, il améliore la gamme de cannabis dans le domaine médical en travaillant avec un certain nombre de troubles différents qui causent des niveaux élevés d'anxiété. La dépression, l'anxiété sociale et la schizophrénie ne sont que de nombreux troubles qui peuvent être plus faciles à gérer en utilisant le CBD. Les symptômes dépressifs, l'anxiété, la paranoïa et de nombreux autres symptômes psychotiques peuvent être atténués de cette façon.

Généralement, le CBD est beaucoup plus accepté dans le domaine médical. C'est parce qu'il n'a pas les effets intoxiquant du THC, qui peut devenir trop intense pour certaines personnes. Il est également jugé extrêmement sûr selon un certain nombre d'études. La recherche a montré que le CBD n'a pas d'effet négatif sur les cellules embryonnaires, les compétences motrices, la tension artérielle ou la fréquence cardiaque. Donc, bien que cela permette à beaucoup de gens de se réconforter, il y a peu de risque d'effets secondaires négatifs.

Dans de nombreux cas, trouver le ratio parfait de THC et de CBD dans la marijuana médicale offre le meilleur résultat. Par exemple, on pourrait avoir besoin des effets stimulants de l'appétit du THC, mais il faut aussi que leurs symptômes d'anxiété soient réduits avec le CBD. Une condition qui nécessiterait une combinaison de THC et de CBD est la maladie pulmonaire obstructive chronique (MPOC). Ses symptômes comprennent la toux, l'essoufflement, la respiration sifflante et les voies respiratoires obstruées. Cette maladie est également progressive, ce qui signifie qu'elle s'aggrave avec le temps. Dans ce cas, le CBD aiderait considérablement à réduire l'inflammation alors que le THC et son effet relaxant pourraient apaiser et relâcher les voies aériennes resserrées.

La consommation du Cannabis

Fumer de la marijuana est la façon la plus courante de l'utiliser. C'est facile car ça ne nécessite pas d'outils ou de préparation supplémentaire, et le tabagisme fournit des résultats rapides. Quand un utilisateur fume, les effets des cannabinoïdes frappent rapidement le flux sanguin et provoquent presque tout de suite leurs effets escomptés. Les gens fument de la marijuana depuis 2,500 av. J.-C. (bien que l'hémisphère occidental n'ait pas réussi jusqu'à environ 1800).

Cependant, le tabagisme en général a des effets secondaires négatifs. Le tabagisme peut endommager les poumons avec le temps, ce qui est un fait bien connu. Souvent, les gens vont combiner la marijuana et le tabac tout en fumant, et on sait généralement que la consommation de tabac provoque des effets secondaires négatifs. Le tabac peut causer le cancer, des conditions respiratoires, des problèmes de fertilité et plus encore. Bien que le cannabis seul n'entraîne aucun de ces effets (et on sait qu'il existe des propriétés anticancéreuses), le tabagisme est probablement le moyen le moins sain d'utilisation pour plusieurs raisons. Tout d'abord, les utilisateurs qui fument de la marijuana inhalent plus de fumée et l'inspire généralement plus longtemps que n'importe quel utilisateur de tabac ferait avec des cigarettes. Deuxièmement, si l'utilisateur fume un joint, il inhale plus que seulement le cannabis. Les papiers pour rouler les joints sont souvent faits de tabac. Bien qu'il n'y ait pas beaucoup de preuves que le fait de fumer de la marijuana pure provoque de graves dommages nuisibles aux poumons, il existe encore des produits chimiques dans la fumée de marijuana qui peuvent être nocifs, comme le monoxyde de carbone ou le cyanure d'hydrogène. Le point à faire cependant, est que ces produits chimiques nocifs proviennent de brûler le matériel végétal lui-même et non les cannabinoïdes actifs de la marijuana. Consommer de la marijuana d'une autre façon ne libérerait pas ces produits chimiques.

Lorsqu'on décide comment utiliser la marijuana à des fins médicales, il existe des options plus saines. Comme discuté précédemment, le tabagisme est l'un des moyens les moins sains d'utiliser de la marijuana. Et ca ne fait aucun sens de fumer pour beaucoup de patients médicaux, surtout s'ils utilisent de la marijuana pour des problèmes respiratoires. Pour contourner ce problème, les vapoteurs sont devenu une méthode populaire. La vaporisation de concentrés et d'extraits produit des agents cancérogènes moins nocifs, tels que le goudron et l'ammoniac, que la fumée de marijuana ou de tabac. En raison de la température plus élevée requise pour vaporiser la marijuana, il y a moins de fumée et plus de cannabinoïdes qui peuvent être extraits. Ainsi, il est plus efficace. Il y a également beaucoup moins d'odeur avec la vaporisation, ce qui en fait une option idéale pour les patients médicaux qui veulent ou doivent faire preuve de discrétion.

La façon comestible est également une option excellente et discrète pour les utilisateurs médicaux. De toute évidence, il n'y a pas de fumée ou d'odeur lorsqu'on la consomme en produit comestible. Ceci est pratique pour les utilisateurs où l'apport oral est une méthode de médicament plus facile, et il y a l'avantage supplémentaire que la consommation de produits comestibles n'a pas la même stigmatisation que le tabagisme à des fins médicales. Beaucoup de gens ne peuvent pas comprendre l'idée que quelqu'un fume quelque chose pour la médecine, alors, pour ceux qui vivent dans des communautés conservatrices, les comestibles sont le meilleur moyen d'éviter le jugement. Et avec la culture alimentaire en constante évolution, les gens peuvent consommer leur cannabis à plus d'égards que le simple brownie stéréotypé. Les bouillons de soupe, les fruits, les desserts et autres collations santé ont même trouvé leur chemin. De cette façon, en particulier pour les patients médicaux, il n'est pas nécessaire de sacrifier d'autres aspects de leur santé uniquement pour consommer des médicaments.

Il existe une grande variété de comestibles, et ils représentent près de la moitié des revenus de l'industrie du cannabis. La marijuana comestible peut être trouvée dans des bonbons (gommes de fruits, sucettes ou chocolat), des aliments naturels (noix, fruits, granola bars), ou même des arômes et des condiments supplémentaires pour ajouter à vos plats existants (miel, beurre, etc.). Il n'y a pas de limite à la créativité. Par exemple, les entrées alimentaires 2016 NorCal Medical Cannabis Cup comprenaient des macarons, des barres de céréales, du chocolat sans sucre, du bacon et de la sauce barbecue.

Il existe une variété de façons de créer des produits alimentaires à base de cannabis, mais une voie populaire à parcourir est de faire du beurre "canna-beurre" ou la marijuana peut être utilisée à la place du beurre régulier dans toutes les recettes que vous désirez. Cela se fait à l'aide d'une double chaudière. La marijuana est broyée, enveloppée dans un chiffon et fixée avec une ficelle pour faire une poche qui peut rester dans un mélange de beurre fondu et d'eau dans la partie supérieure de la chaudière. À la fin du processus, la solution de cannabis et de beurre fondu est refroidie et l'eau est laissée en bas, avec une masse solide de beurre de cannabis au sommet. Ce type de processus peut être effectué avec de nombreux produits alimentaires et peut être fait à la maison à petite échelle.

Lorsque les produits comestibles sont fabriqués dans des cuisines autorisées, il existe des directives et des règlements très stricts qui entrent en jeu. Seuls les chefs approuvés peuvent travailler dans la cuisine et il existe des règles strictes de contrôle de portions. Il existe également des règlements sur la puissance et des essais sur lesquels les aliments comestibles doivent être utilisés afin d'obtenir les étiquettes et les informations sur les produits avant d'être vendus dans les dispensaires.

Il existe également de nombreuses applications topiques pour le cannabis. Les avantages de l'utilisation du cannabis par voie topique sont l'administration d'un soulagement ciblé dans la peau, le plus grand organe du corps, sans les effets neurologiques. En particulier, les souches indica sont utilisées le plus souvent dans les applications topiques, car elles offrent le meilleur soulagement pour les symptômes physiques. La marijuana topique est utilisée pour l'eczéma, le psoriasis, les douleurs arthritiques et même certaines infections cutanées.

Le futur du Cannabis

L'idée que la marijuana soit légale et ouvertement acceptée à travers le monde est un idéal futuriste, mais ce n'est pas impossible. Bien que la recherche médicale doive surmonter de nombreux obstacles pour creuser plus profondément et publier davantage d'études sur les avantages pour la santé de la marijuana, la communauté de cannabis récréatif continuera à croître et à gagner des membres. À mesure que les jeunes générations continuent de grandir avec une ouverture d'esprit sur cette herbe naturelle, on espère que la société pourra apprendre et libérer toutes les utilisations pratiques de la marijuana et les avantages possibles. En attendant, profitez de cette savoureuse recette pour les biscuits au beurre d'arachide qui emploient un ¨punch¨ supplémentaire.

Biscuits au beurre d'arachide avec du ¨punch¨

Rendements:

+ Environ 30 biscuits

Ingredients:

+ 1 tasse de canabutter (recette à suivre)
+ 1 tasse de sucre
+ 1 tasse de beurre d'arachide crémeux
+ 1 gros œuf
+ 2 ½ tasses de farine tout usage
+ ¼ c. À thé de sel
+ 2 c. À thé d'extrait de vanille

Instructions

1. Préchauffer le four à 350 degrés.
2. Combiner le beurre de cannabis, le beurre d'arachide, le sel et le sucre dans un grand bol à mélanger et battre jusqu'à ce que le mélange soit lisse.
3. Ajouter l'extrait d'œuf et de vanille.
4. Ajouter la farine et mélanger jusqu'à l'obtention d'une pâte mélangée uniformément.

5. Graisser légèrement une plaque à biscuit.

6. Diviser la pâte en forme de balle de golf et placez à 2-3 pouces de distance chacune sur la plaque, en les aplatissant avec une main farinée.

7. Cuire de 7 à 9 minutes ou jusqu'à ce que ce soit doré.

Canna-Butter

Rapport:

1 oz de cannabis pour 2 tasses de beurre

Instructions

1. Remplir un pot avec environ 1-2 pouces d'eau et porter à ébullition.
2. Ajouter du beurre.
3. Lorsque le beurre est fondu, éteignez le feu et ajoutez des bourgeons de marijuana.
4. Laisser mijoter pendant au moins 3 heures.
5. Laissez refroidir.
6. Utilisant une étamine et un bol, filtrez le matériel végétal. Placez le mélange de cannabis et de beurre dans l'étamine et serrez autant de liquide que possible dans le bol en dessous.
7. Mettre de côté le matériel végétal évacué. Placez le reste du mélange dans le réfrigérateur pour refroidir pendant au moins 30 minutes.
8. Lorsque le mélange est prêt, vous verrez que

le beurre et le cannabis auront durci dans le bol et que l'eau sera séparée. Nettoyez le beurre du haut de l'eau et placez-le dans un nouveau récipient.

9. Videz l'eau après avoir retiré tout le beurre et placez le nouveau beurre dans le réfrigérateur jusqu'à ce qu'il soit prêt à consommer.

Régalez-vous!

Sources utilisées (en anglais)

Il s'agit d'une liste de tous les titres des recherches utilisées pour ce livre. Vous pouvez les rechercher avec le titre complet de la recherche sur Google, car la plupart d'entre eux sont publiquement disponibles.

Bacca, Angela. "What's the Difference Between Hemp and Marijuana?" *Alternet,* 5 June 2014. http://www.alternet.org/drugs/whats-difference-between-hemp-and-marijuana

Bergamaschi, MM, et al. "Safety and side effects of cannabidiol, a Cannabis sativa constituent." *Current Drug Safety,* 1 September 2011. https://www.ncbi.nlm.nih.gov/pubmed/22129319

"The Best Hashish in Amsterdam?! How to Test the Quality of Your Hash." *Smokers Guide,* 2016. https://www.smokersguide.com/quotes/55/the_best_hashish_in_amsterdam___how_to_test_the_qu.html#WJ3dpBLytPM

"Busted: America's War on Marijuana." *PBS,* 2014. http://www.pbs.org/wgbh/pages/frontline/shows/dope/etc/cron.html

"*Cannabis sativa* L. marijuana." *USDA Natural Resources Conservation Service.* https://plants.usda.gov/core/profile?symbol=casa3

"Cannabis Craftsmanship: How to Make Hash." *YouTube,* uploaded by Leafly, 18 December 2015. https://www.youtube.com/watch?v=aGm1Ssq9u2s

"Concentrate Basics: Shatter, Budder and Oil." *YouTube*, uploaded by High Times, 27 May 2014. https://www.youtube.com/watch?v=zbAY763zt4M

"Drug Schedules." *Drug Enforcement Administration,* 2017. https://www.dea.gov/druginfo/ds.shtml

"Drugs Policy in the Netherlands." *UKCIA,* 1997. http://www.ukcia.org/research/dutch.php

Eisinger, Amy. "Here's What Actually Happens When You Smoke Weed." *Greatist,* 13 October 2016. http://greatist.com/health/your-brain-on-marijuana

"The Health Effects of Cannabis and Cannabinoids: The Current State of Evidence and Recommendations for Research." *The National Academies of Sciences, Engineering, and Medicine,* 12 January 2017. http://nationalacademies.org/hmd/reports/2017/health-effects-of-cannabis-and-cannabinoids.aspx

"Health Effects of Cigarette Smoking." *Centers for Disease Control and Prevention,* 1 December 2016. https://www.cdc.gov/tobacco/data_statistics/fact_sheets/health_effects/effects_cig_smoking/index.htm

High Times, 2017. http://hightimes.com/

High Times Cannabis Cup, 2015. https://www.cannabiscup.com/

Hoey, Dennis. "As Mainers celebrate legal marijuana, where does new law draw the line?" *Portland Press Herald,* 30 January 2017. http://www.pressherald.com/2017/01/30/legal-marijuana-celebrated-by-maine-businesses-advocates/?platform=hootsuite

Hoff, Tom. "What decriminalized cannabis looks like in Spain." *Students for Sensible Drug Policy,* 31 March 2014. http://ssdp.org/news/blog/what-decriminalized-cannabis-looks-like-in-spain/

"How CBD Works." *Project CBD,* 2017. https://www.projectcbd.org/how-cbd-works

"How Does CBD Affect the Endocannabinoid System?" *CBD Oil Review,* 2015. https://cbdoilreview.org/cbd-cannabidiol/cbd-endocannabinoid-system/

Khoury, JM, et al. "Is there a role for cannabidiol in psychiatry?" *The World Journal of Biological Psychiatry,* 23 January 2017. https://www.ncbi.nlm.nih.gov/pubmed/28112021

Leafly, 2017. https://www.leafly.com/

Leaf Science, 2017. http://www.leafscience.com/

"Legality of cannabis by country." *Wikipedia,* 13

February 2017. https://en.wikipedia.org/wiki/
Legality_of_cannabis_by_country

"Legality of Cannabis." *Wikipedia*, 10 February 2017. https://en.wikipedia.org/wiki/Legality_of_cannabis

"Marijuana Intoxication." *MedlinePlus*, 13 January 2015. https://medlineplus.gov/ency/article/000952.htm

"Marijuana Laws in Colorado." *Pot Guide*, 2016. https://www.coloradopotguide.com/marijuana-laws-in-colorado/

"Marijuana vs Tobacco Smoke Compositions." *National Academy Press*, 1988. https://erowid.org/plants/cannabis/cannabis_info3.shtml

Niesink, Raymond J.M. and Margriet W. van Lear. "Does Cannabidiol Protect Against Adverse Psychological Effects of THC?" *Frontiers in Psychiatry*, 16 October 2013. https://www.ncbi.nlm.nih.gov/pmc/articles/PMC3797438/

Pardes, Arielle. "Marijuana Is Still a Schedule 1 Drug, Judge Rules." *Vice*, 15 April 2015. https://www.vice.com/en_us/article/marijuana-is-still-a-schedule-i-drug-judge-rules-415

Prichard, Ry. "Concentrates 101: What's on the market, from kief and CO2 oil to BHO." *The Cannabist*, 19 June 2015. http://www.thecannabist.co/2015/06/19/marijuanaconcentrates-kief-bho-water-hash-co2-oil-wax-shatter/36386/

Project CBD, 2017. https://www.projectcbd.org/

Shapiro, Maren. "No High Risk: Marijuana May Be Less Harmful Than Alcohol, Tobacco." *NBC News*, 26 February 2015. http://www.nbcnews.com/storyline/legal-pot/no-high-risk-marijuana-may-be-less-harmful-alcohol-tobacco-n312876

"State Info, United States." *Norml*, 2017. http://norml.org/states

"THC vs CBD." *Medical Marijuana Journal*, 2 August 2013. http://www.mmjjournal.com/thc-vs-cbd/

"This Is How Pot Edibles Are Made." *YouTube*, uploaded by MSNBC, 22 December 2014. https://www.youtube.com/watch?v=jFV3Nb-ulSo

"Topical Use of Cannabis." *Cannabis Plus: Natural Alternatives for Health*. http://cannabisplus.net/topical-use-of-cannabis/

"What is COPD?" *National Heart, Lung, and Blood Institute*, 31 July 2013. https://www.nhlbi.nih.gov/health/health-topics/topics/copd/

"What is the Difference Between THC and CBD?" *CBD Oil Review*, 2015. https://cbdoilreview.org/cbd-cannabidiol/thc-cbd/

Wilsey, B., et al. "Low-dose vaporized cannabis significantly improves neuropathic pain." *The Journal of Pain*, Febuary 2013. https://www.ncbi.nlm.nih.gov/pubmed/23237736

"2016 NorCal Medical Cannabis Cup: Edible Entries." *YouTube*, uploaded by High Times, 17 June 2016. https://www.youtube.com/watch?v=wm0JyVbjq88